Dʳ Anthime OGÉ

De la Faculté de Médecine de Paris.

EX-INTERNE DE L'HOPITAL DU MANS

DES

HERNIES DE L'UTÉRUS

ET DES ANNEXES

LE MANS

ASSOCIATION OUVRIÈRE DE L'IMPRIMERIE DROUIN

MAUBOUSSIN, JOBIDON & Cⁱᵉ

5, RUE DU PORC-ÉPIC, 5

1900

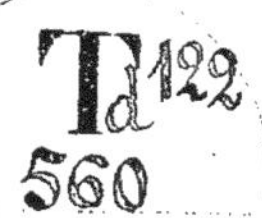

Dr Anthime OGÉ

e la Faculté de Médecine de Paris.

EX-INTERNE DE L'HOPITAL DU MANS

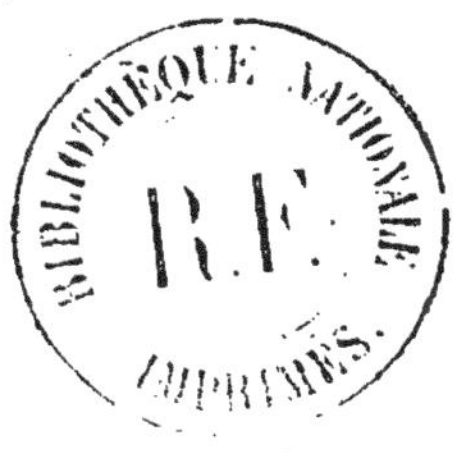

DES

HERNIES DE L'UTÉRUS

ET DES ANNEXES

LE MANS

ASSOCIATION OUVRIÈRE DE L'IMPRIMERIE DROUIN

MAUBOUSSIN, JOBIDON & Cie

5, RUE DU PORC-ÉPIC, 5

1900

A MON PÈRE ET A MA MÈRE

Faible témoignage de ma reconnaissance

A MON FRÈRE

A MES AMIS

INTRODUCTION

———

Nous n'avons point voulu dans ce travail présenter
l'étude de faits nouveaux et nous aventurer dans des
régions médicales encore inexplorées : nous n'en avions
ni le loisir ni la compétence. Nous avions eu l'occasion
d'observer un cas intéressant de hernie des organes
génitaux de la femme; c'est cette observation qui nous
a inspiré le sujet de cette thèse. Nous avons simplement voulu, dans ce travail, mettre au point une question qui n'a pas été traitée depuis 1895. Nous avons
extrait des travaux de nos devanciers les quelques observations qui nous semblaient particulièrement intéressantes et utiles à reproduire. Nous y avons ajouté,
outre notre observation personnelle, un certain nombre
de cas publiés dans ces dernières années et qui n'ont
encore été réunis dans aucun travail d'ensemble. Nous
avons recueilli principalement les observations qui
concernent la hernie infantile et qui mettent en lumière
la fréquence de la congénitalité herniaire.

Nous avons également insisté sur la variété des symptômes et la difficulté du diagnostic, ainsi que sur l'importance de l'intervention chirurgicale précoce.

Mais avant d'aborder cette étude, nous avons à cœur d'exprimer notre gratitude à tous ceux qui, par leurs conseils ou par leurs enseignements, ont contribué à notre instruction.

Nous adressons d'abord nos sincères remerciements à M. le docteur A. Descroizilles, médecin de l'hôpital des Enfants, pour l'aimable bienveillance qu'il nous a montrée pendant notre séjour à Paris et pour les sages conseils qu'il nous a prodigués : qu'il reçoive ici l'expression de notre respectueuse reconnaissance.

Au début de nos études, nous avons suivi les leçons des docteurs Delbet, Ricard et P. Marie : nous les prions de vouloir bien accepter tous nos remerciements pour l'amabilité qu'ils nous ont témoignée.

Nous avons eu l'honneur d'être l'un des derniers élèves des docteurs Marchand et Ferrand, qu'une mort trop prompte a ravis à la science : nous tâcherons de ne point oublier leurs leçons.

Pendant notre séjour au Mans, tous les chefs de service, après nous avoir fait le meilleur accueil, nous ont témoigné la plus grande amabilité, nous prions MM. les docteurs Mélisson, Drouin, Hervé et Goutard d'agréer l'expression de notre profonde reconnaissance.

Nous avons eu l'honneur d'être l'interne du docteur Le Bail, dans le service duquel nous avons pris l'observation qui fait le sujet de cette thèse ; qu'il veuille bien recevoir ici l'expression de notre vive gratitude pour ses judicieux conseils et la bienveillante sympathie qu'il a montrée à notre égard.

Nous remercions tout particulièrement M. le docteur Rocher de l'amabilité qu'il a bien voulu nous témoigner pendant le trop court séjour que nous avons fait auprès de lui.

Que M. le professeur Tillaux veuille bien recevoir l'hommage de notre reconnaissance pour l'honneur qu'il nous fait en acceptant la présidence de notre thèse.

CHAPITRE PREMIER

HISTORIQUE

La question que nous abordons ici est relativement moderne, comme toutes les questions de chirurgie abdominale.

Cependant les hernies des organes génitaux de la femme ont été, semble-t-il, mentionnées dans l'antiquité, et c'est à Soranus d'Ephèse que serait due la première observation. Voici d'ailleurs comment s'explique l'auteur grec, d'après la traduction de Daremberg.

« Or quelques-uns, comme le prétend également Chios, disent qu'il y a aussi des ligaments suspenseurs qui s'implantent sur les testicules *(testes muliebres)*. Nous-mêmes nous avons *de visu* vérifié ce fait par l'expérience chez une femme affectée de hernie intestinale. Chez cette femme, il y eut pendant l'opération une chute du testicule par suite du relâchement des vaisseaux qui le retiennent et l'enveloppent, et avec lesquels le ligament suspenseur s'échappa aussi. »

Il nous faut ensuite aller jusqu'au XVIIIe siècle pour trouver une nouvelle observation concernant notre sujet : elle est due à Louis Léger, de Gouey, chirurgien de Rouen en 1716 (*La véritable chirurgie établie sur l'expérience et la raison*), et elle est citée par Puech, dans ses travaux sur les hernies de l'ovaire, elle présente un certain intérêt, car, selon Puech, il s'agit d'une grossesse tubaire dans un organe hernié.

Mais il faut arriver au xixᵉ siècle pour que ces faits soient étudiés plus longuement et surtout mieux interprétés.

En 1813, Denneux, neveu de Baudelocque, après avoir observé et traité une hernie inguinale de l'ovaire, fit de cette question l'objet d'une monographie. Son travail portait sur 12 cas dont 9 de hernie inguinale.

Pendant un demi-siècle, le mémoire de Denneux resta le seul ouvrage d'ensemble sur la question des hernies de la trompe et de l'ovaire.

En 1869, Loumaigne réunit dans sa thèse une quinzaine d'observations nouvelles et s'étend longuement sur les symptômes et le diagnostic. Frank Hamilton et Terry, l'année suivante, publient douze nouveaux cas, et nous arrivons alors à des ouvrages moins incomplets qui, s'appuyant sur de nombreux faits, en déduisent des considérations générales intéressantes.

Englisch en 1871, peut réunir 38 cas de hernies ovariennes dont 25 inguinales et son ouvrage renferme des déductions sur la pathogénie des hernies congénitales ou acquises.

En 1873, Puech fait paraître son premier mémoire sur la question, rédigé d'après le dépouillement de 65 observations, portant toutes sur des hernies inguinales de nature congénitale.

En 1874, la thèse de Wibaille (Paris), a pour sujet toutes les variétés des hernies de l'ovaire et de la trompe et ne fait guère qu'apporter quelques observations nouvelles.

En novembre 1878 et juin 1879, Puech publie, dans les *Annales de Gynécologie*, un second mémoire qui, basé sur un très grand nombre d'observations, est certainement le travail d'ensemble le plus complet qui ait été fait sur la question.

D'autres auteurs s'occupent ensuite à intervalles plus rapprochés des hernies des annexes, avec une tendance à développer tel ou tel point du sujet.

En 1882, Barnes lit à la Société de Médecine et de Chirurgie de Londres, un mémoire très intéressant sur la *Physiologie de l'ovaire hernié*.

La même année, paraît un travail de G. Langton, sur la *Hernie de l'ovaire*, basé sur 65 cas observés par lui exclusivement chez des enfants, et dont 27 étaient accompagnés d'entérocèle.

En 1887, Thomas fait de la hernie inguinale de l'ovaire le sujet de sa thèse, et trois ans plus tard, Boudaille (Th. de Paris 1890) revient un peu incidemment sur la question à l'occasion de la hernie inguinale chez la femme.

Lejars, en 1889, fait paraître un travail sur les néoplasmes herniaires, où il consacre quelques lignes aux néoplasmes qui se développent dans les hernies de l'ovaire. En 1893 le même auteur publie un article dans la *Revue de Chirurgie* sur les hernies de la trompe de Fallope seule et non accompagnée de l'ovaire.

La hernie inguinale de ce dernier organe inspire encore un nouveau mémoire à Manéga, de Naples, qui apporte cinq observations personnnelles (1895), et une thèse à Arthur de Vaucher (Lyon 1895) qui s'occupe incidemment des hernies de l'ovaire et expose l'état de la question.

Depuis, nous ne trouvons plus guère, tant en France qu'à l'Étranger, que des observations isolées, publiées dans des Revues médicales.

On semble s'être principalement occupé dans ces dernières années de la hernie des organes génitaux chez l'enfant.

C'est ainsi que Mencière publie dans la *Revue mensuelle des Maladies de l'Enfance* (1897), cinq observations de hernie chez de tous jeunes enfants, et il insiste d'une façon spéciale sur la facilité de l'erreur de diagnostic.

Par trois observations publiées en 1897 et 1899 Wiart fait une étude de la pathogénie des hernies des annexes, en particulier de la trompe, et contribue pour une bonne part à mettre au point cette question.

Charon, en 1897, publie également une observation de hernie chez une enfant de 3 mois, et insiste sur la facilité et l'innocuité de l'opération à cet âge.

Enfin, en 1898, le professeur Biermer, dans la *Centralblatt für Gynecologie*, publie un mémoire résumant tout les travaux de ses devanciers et contenant deux observations nouvelles de hernies de l'ovaire.

A la même époque, Moser, de Berlin, en fait le sujet de sa thèse inaugurale.

L'hystérocèle a été l'objet d'un travail très complet de Brunner (*Beitrage zür Klinike Chirurgie,* 1889) qui a soumis à une analyse minutieuse toutes les observations connues de cette affection ; d'autres communications sur le même sujet ont été faites par Hagner (*Journal of American médical association,* 29 mars 1889), par Roux de Lausanne (*Congrès français de Chirurgie,* 5e session 1891), par Ed. Schwartz (*id.* 6e session 1892) ; des faits de même ordre ont été depuis lors publiés par Jules Bœckel (*Gazette médicale de Strasbourg,* 1892), par Brohl (*Deutsche medical Wochenschrift,* 1893), par Defontaine, Rosanoff (*Arch. für Klin. Chirurg.* 1895, t. XLIX) et Legueu.

CHAPITRE II

CLASSIFICATION DES HERNIES

Sont-elles congénitales ou acquises ?

Les hernies des organes génitaux profonds de la femme appartiennent à plusieurs variétés. Elles n'ont pas toutes le même siège, et certains auteurs ont même affirmé que ce siège variait avec l'organe hernié.

Si l'on consulte le Mémoire de Puech, on voit que la hernie inguinale est de beaucoup la plus fréquente ; en effet, cet auteur n'a relevé que 16 cas de hernie crurale, tandis que la hernie inguinale a été observée 54 fois (27 fois unilatérale et 27 fois bilatérale) dans le même laps de temps.

Mais les organes génitaux peuvent sortir par toutes les ouvertures de l'abdomen.

Papen de Göttingen, Halles et Camper (*De pelvi*, VI, page 97) sont les seuls ayant rencontré l'ovaire dans une hernie ischiatique. Dans ce dernier cas, l'ovaire droit était sorti par l'échancrure ischiatique, et l'ovaire gauche faisait saillie au niveau de l'anneau ombilical ; c'est la seule observation de ce genre.

En 1895, Chémieux, de Limoges, communiquait à la Société de Chirurgie l'histoire d'une femme atteinte d'une tumeur volumineuse de la fesse droite : l'opération permit de constater qu'il y avait hernie de l'ovaire.

Kiwich a rencontré une fois l'ovaire dans une hernie ovalaire.

Il semble résulter des observations publiées à ce sujet que l'ovaire se trouve plutôt dans les hernies inguinales, la trompe dans les hernies crurales.

Sur 25 cas de hernies de l'utérus, 19 ont été observés à la région inguinale. L'utérus a été trouvé deux fois dans des hernies crurales, une fois dans une hernie obturatrice, trois fois dans des hernies ombilicales.

Presque toutes les hystérocèles inguinales étaient situées du côté gauche ; dans les observations de Roux et de Schwartz, la hernie était double ; c'étaient les canaux de Müller, incomplètement développés et soudés qui se présentaient dans la hernie.

L'utérus hernié est toujours pourvu d'un sac herniaire, mais il peut n'être revêtu qu'en partie par la séreuse et la disposition de la hernie présente à cet égard une certaine analogie avec certaines hernies du cœcum ou des colons ascendant et descendant.

Dans les hernies inguinales, l'utérus est fréquemment accompagné par l'ovaire et par la trompe ; dans une observation de Bylicki, en même temps que l'utérus, les deux ovaires étaient contenus dans le sac herniaire.

Puech a signalé 6 fois la présence d'une anse intestinale dans le sac et 3 fois celle de l'épiploon : Lejars mentionne celle de la vessie. Dans notre observation, on trouve la présence de l'utérus et des annexes gauches, accompagnés d'une anse intestinale grêle.

La plupart des hernies des organes génitaux ont une origine congénitale : c'est l'opinion de Denneux, c'est aussi celle de Puech. Cet auteur en effet relate 86 cas de hernies inguinales de l'ovaire ; sur ces 86 cas, 16 étaient accidentelles, 16 douteuses, 54 nettement congénitales. « Cette prédominance des hernies congénitales sur les hernies accidentelles, dit-il, ne me paraît point exagérée ; au contraire, je suis convaincu que plus on sera familiarisé avec les caractères des unes et des autres, plus la proportion des hernies congénitales s'élèvera. » C'est l'opinion du professeur Berger, c'est aussi la nôtre : en effet, si l'on a longtemps cru aux hernies acquises de l'ovaire, c'est que les observations recueillies concernaient toutes des adultes dont les antécédents personnels étaient souvent mal connus ; mais depuis quelques années, on a publié un grand nombre d'observations sur les hernies de l'ovaire chez l'enfant ; la constatation de la hernie chez des fillettes de 2 mois à 5 ou 7 ans, et nous en donnons plus loin un certain nombre de cas, donne une grande valeur à la congénitalité des hernies de l'ovaire ; car, à cette époque où les organes génitaux internes ne peuvent être déplacés ni par leur fonction physiologique, qui est nulle, ni par le développement de tumeurs très rares à cet âge, ni par une cause purement mécanique, comme un effort violent, il est évident que la hernie doit être le résultat d'une prédisposition anatomique congénitale qui favorise le déplacement de ces organes. Nous reviendrons plus loin sur cette question, mais nous contesterons cependant déjà l'opinion de Charon qui, ayant opéré une petite fille de 3 mois (Obs. XIX), ne croit pas à la congénitalité de la hernie, sans du reste rechercher autrement la cause qui a bien pu la produire. On peut admettre, en principe, que chez l'enfant la hernie est toujours congénitale, que chez l'adulte elle l'est presque toujours.

Toutefois, nous réserverons quelques cas particuliers où, l'origine de la hernie et la cause qui l'a produite étant nettement démontrée, il faut la considérer comme acquise. Notre observation en est un exemple ; en effet, notre malade a eu trois accouchements normaux, n'a jamais souffert un moment de ses règles, et est arrivée jusqu'à 60 ans sans éprouver la moindre gêne au niveau de son canal inguinal. A cette époque, dit-elle, elle a ressenti « une déchirure de l'aine » et constaté quelque temps après une grosseur dans la même région. Une malade, dont Brünner rapporte l'histoire, a ressenti également, vers l'âge de 45 ans, cette sensation de déchirure à la suite d'un violent effort.

D'autres causes peuvent donner lieu à des hernies acquises et Puech rapporte qu'elles surviennent avec la plus grande facilité au moment des couches, surtout quand il existait antérieurement une hernie intestinale ou épiploïque : « La troisième observation d'Englisch, dit-il, doit être interprétée de cette façon : production

traumatique d'une hernie au troisième mois de la grossesse ; pendant les couches, apparition de l'ovaire dans
le sac herniaire. » On comprend, en effet, qu'alors qu'il
existe un sac herniaire plus ou moins ancien, l'ovaire
puisse, dans ces conditions, se substituer à une anse
intestinale. Cette hypothèse n'a rien d'invraisemblable
et a dû se réaliser plusieurs fois.

D'après Puech, les hernies de l'ovaire peuvent être
bilatérales ou unilatérales. Le premier cas se produit
surtout lorsqu'il y a malformation des organes génitaux
ou hermaphrodisme féminin ; mais il a également été
observé chez des femmes dont les organes génitaux ne
présentaient aucun vice de conformation.

Si la hernie est unilatérale, elle est plus fréquente à
gauche qu'à droite lorsqu'elle est congénitale. Cette
prédilection singulière semble s'expliquer par le moindre
volume de l'organe de ce côté, par la précocité de sa
descente correspondant avec le maximum de capacité
du canal de Nück.

Lorsqu'elle est acquise, au contraire, la hernie se
produit surtout à droite ; notre cas fait exception à cette
règle, où la hernie siégeait à gauche.

Quant aux hernies de la trompe, l'opinion généralement admise jusqu'ici, c'est que lorsque la trompe est
seule dans le sac, si la hernie est crurale, elle est accidentelle ; si elle est inguinale, elle est congénitale.

Englisch conclut de son travail que les hernies crurales de l'ovaire sont toutes acquises, il doit en être de
même des hernies de la trompe. C'est l'opinion de
Lejars : il invoque en faveur de cette théorie plusieurs

raisons excellentes. La hernie peut être une hernie de force, la trompe peut être expulsée sous un effort violent et répété. Elle peut aussi être produite par une longueur anormale de l'ala vespertilionis, ou de tout le ligament large, par l'âge, les grossesses répétées, l'amaigrissement qui raréfie le tissu cellulaire du bassin et exagère la mobilité du péritoine pelvien. Il invoque encore les déplacements mécaniques de la trompe à la suite de ceux de l'utérus. Il cite une observation où il existait un volumineux fibrome utérin ; en pareil cas, le fond de la matrice se surélevant et basculant en avant, entraînant avec lui la trompe, le pavillon vient se mettre au niveau de l'orifice inguinal, et sous la moindre poussée il s'y laisse entraîner.

Le professeur Berger, dans le *Traité de chirurgie*, se range à cette opinion : « toutes les hernies de la trompe, connues jusqu'ici, dit-il, sont probablement toutes des hernies acquises. »

Arthur de Vaucher, dans sa thèse, émet quelques réserves au sujet de cette théorie et publie une observation d'une jeune fille de 18 ans, chez laquelle la trompe herniée semble l'être depuis fort longtemps.

Kousmine, en pratiquant des examens cadavériques chez des nouveau-nés, dit avoir toujours trouvé les trompes d'une mobilité excessive, et ses mensurations lui ont montré que leur partie moyenne n'était distante de l'orifice inguinal que de quatorze millimètres, et leur extrémité de treize millimètres seulement de l'orifice crural. Avec la persistance du canal de Nück, c'est bien là une prédisposition congénitale de la hernie tubaire.

Plus récemment (1897), Wiart a présenté à la Société anatomique une observation intéressante : il a trouvé sur un cadavre féminin de deux mois et demi une hernie tubaire double ; et il est certain que cette hernie était congénitale. En 1899, il a communiqué à la même Société un nouveau cas de hernie congénitale de la trompe.

Le même auteur incline à croire que les hernies inguinales de la trompe sont plus communes qu'on ne le croit.

Il y a donc, au sujet de la congénitalité des hernies de la trompe et de leur production au niveau du canal crural, certaines réserves à faire. L'opinion du professeur Berger demande à être confirmée par un plus grand nombre d'observations.

Quoi qu'il en soit de cette longue discussion, bien que la presque totalité des hernies des organes génitaux soit d'origine congénitale, il n'en est pas moins vrai qu'on peut observer des hernies acquises, et avec Lejars nous devons conclure que la « hernie de force » nécessite une classification spéciale.

CHAPITRE III

PROCESSUS ET PHYSIOLOGIE DES ORGANES HERNIÉS

La hernie inguinale des organes génitaux suppose réalisées deux conditions essentielles, nécessaires à sa production : une voie relativement facile à suivre, et de la part des organes eux-mêmes une situation particulièrement favorable, inhérente à leur mode de développement, ou une mobilité exagérée permettant à une force quelconque de les expulser de leur siège normal.

Ces conditions semblent ne pas faire défaut, et nous allons les étudier successivement dans les hernies dites « congénitales » et dans les hernies acquises, de beaucoup les moins nombreuses.

Du côté du trajet herniaire, nous n'avons pas à refaire ici la description anatomique du canal inguinal et nous arriverons de suite au seul point intéressant pour nous ; la persistance anormale du canal de Nück, petit conduit séreux formé par le péritoine autour du ligament rond de l'utérus.

Depuis Nück qui l'a décrit le premier dans son ouvrage (Leyde, 1691) presque tous les auteurs ont admis l'existence de ce canal, et parmi eux Camper, Cloquet, Cruveilhier et Sappey.

Sur 34 fœtus, Camper trouva 26 fois une oblitération complète, 4 fois une perméabilité complète, et 4 fois une petite dépression.

L'oblitération de ce canal se fait à des époques variables et sur ce point les auteurs précédents divergent d'opinion. Cloquet et Cruveilhier pensent qu'on peut le rencontrer à tout âge, même chez de vieilles femmes, tandis que pour Sappey il est déjà oblitéré au huitième mois de la vie fœtale.

Quoi qu'il en soit, l'existence au moins temporaire du canal de Nück ne semble pas contestable, et Puech affirme l'avoir toujours rencontré chez des fœtus de 4 à 7 mois.

En faveur de la persistance du canal après la naissance, Hugo Sachs a recueilli 36 cas de perméabilité complète sur 159 auptosies, et Féré qui a fait des recherches analogues, également sur plus de 150 cadavres de petites filles a trouvé 17 fois une persistance partielle ou totale du conduit séreux.

Malgré ces faits, Duplay et Beurnier (*Anat. et Physiologie du Ligam. rond*. Th. de Paris, 1886) pensent que la fréquence des hernies chez les petites filles est suffisamment expliquée par la facilité de produire un canal artificiel.

Denneux avait déjà fait l'expérience et déterminé la formation d'un cul-de-sac péritonéal par des tractions sur le ligament rond.

Ces deux manières de voir ne se détruisent pas mutuellement et font au contraire constater chez la petite fille une double prédisposition à la hernie inguinale congénitale.

Par quel mécanisme les organes génitaux profonds viennent-ils constituer cette hernie?

On a invoqué, comme cause, la conformation spéciale du bassin chez l'enfant et la situation élevée des organes génitaux internes, qui, dans les premières années, ne sont pas encore descendus dans l'excavation pelvienne.

Selon Puech, le mouvement de descente exagéré des ovaires a de nombreuses analogies avec la migration du testicule. Le ligament rond en serait l'agent essentiel et aurait ainsi les propriétés d'un gubernaculum testis. Il est constitué de fait par la portion inférieure du gubernaculum de Hùnter, qui, dans le sexe féminin, au moment de la migration de la glande génitale, se fixe en un point de son trajet au fond de l'utérus embryonnaire. Sa portion supérieure formera le ligament utéro-ovarien.

La présence de l'utérus ou plutôt de la partie inférieure des tubes de Müller fait donc perdre au gubernaculum sa direction générale et modère par le fait même la descente de l'ovaire.

Partant de cette hypothèse ingénieuse, mais non démontrée, Puech expliquait pourquoi l'absence d'utérus favorise à un si haut degré la genèse de la hernie congénitale de l'ovaire et surtout de la hernie bilatérale. Englisch, Puech et d'autres auteurs ont en effet beaucoup insisté sur cette influence, supérieure de beaucoup à celle d'autres malformations comme l'utérus unicorne et bicorne et l'hermaphrodisme féminin. Puech en a recueilli 16 exemples, nous en avons trouvé quelques-uns; mais nous ferons simplement remarquer que ces vices de conformation sont loin d'être indispensables à la production des hernies des organes génitaux, et dans 67 cas, dont 9 de hernies bilatérales, observés par Langton, les organes génitaux étaient normaux.

Dans les différentes observations de hernies infantiles que nous avons recueillies, et où la congénitalité n'est pas douteuse, il n'est nullement fait mention de malformations des organes génitaux et il est évident que les hernies congénitales ont d'autres causes. Le professeur Berger, qui range au nombre des hypothèses la théorie de Puech, reconnaît que cette question n'est pas complètement élucidée.

Lorsque les hernies sont unilatérales, elles sont plus fréquentes à gauche qu'à droite. Cette prédilection, singulière au premier abord, semble s'expliquer, comme nous l'avons déjà fait remarquer, par le moindre volume de l'organe de ce côté, par la précocité de sa descente, concordant avec l'époque de maximum de capacité du canal de Nück.

Quel est le mécanisme qui produit la hernie? On a soutenu que l'ovaire sortait avant la trompe, et dans notre observation cette opinion est justifiée, car l'ovaire présentait des adhérences beaucoup plus anciennes que celles de la trompe; mais nous considérons cette hernie comme acquise, et par conséquent nous ne pouvons en parler ici où il s'agit de hernies purement congénitales.

Il semble que nous soyons obligé de nous ranger à l'opinion de Cruveilhier qui prétend que, dans les hernies congénitales, la trompe est herniée avant l'ovaire.

Cette manière de voir est soutenue et justifiée par les recherches nombreuses de Kousmine (voir chap. II) et les observations de Wiart que nous rapportons plus loin et dont nous avons longuement parlé dans le chapitre précédent.

L'utérus lui-même pourrait se trouver dans une hernie congénitale, et nous mentionnons ici une remarquable observation de Krüg (*American Journal of obstetric*, juin 1890) dans laquelle on voit l'ovaire, la trompe et l'utérus herniés depuis longtemps chez une jeune fille de 18 ans. A l'autopsie, on constata une longueur exagérée des ligaments fixateurs de l'utérus.

Nous rapportons également plus loin l'observation publiée par Defontaine d'une hernie de l'utérus et des deux ovaires chez une fillette de 7 mois (Obs. X).

C'est un exemple rare, et d'ordinaire une pareille disposition ne s'observe qu'à un âge plus ou moins avancé, après des grossesses répétées et des déplacements pathologiques de l'utérus. Il est vrai qu'une hernie antérieure de ses annexes sera un premier pas dans ce sens, puisque leurs moyens d'union les rendent pour ainsi dire solidaires dans leurs changements de position. Tout ce qui contribue à l'accroissement de volume de l'utérus, ou peut lui donner une situation anormale comme les grossesses, les tumeurs fibreuses de son tissu, les tumeurs de voisinage, etc., amènera du même coup une élongation du ligament infundibulo-pelvien de Henle qui rattache à la paroi lombaire l'ovaire et la trompe, et autour duquel se feraient, d'après Schültze, tous les déplacements de ces organes.

A l'occasion d'un effort, une hernie accidentelle peut se produire et l'utérus aura une tendance à suivre progressivement ses annexes dans le trajet inguinal.

C'est ainsi que les choses se passent pour beaucoup d'auteurs qui se rattachent à la théorie de Cruveilhier. Le mode suivant lequel se fait le déplacement de l'utérus, hors de l'état de grossesse, a été en effet décrit par Cruveilhier avec une très grande précision. Suivant cet auteur, l'angle de l'utérus est le plus souvent attiré par l'ovaire dans la hernie : la hernie de l'utérus est donc le plus souvent consécutive à une hernie de l'ovaire, et la preuve de la relation qui les unit est fournie par le déplacement et par la déformation du premier de ces organes qu'on observe d'une manière constante dans les hernies inguinales de l'ovaire. On peut citer, entre autres observations, à l'appui de cette opinion, le fait de Scanzoni dans lequel la hernie de l'utérus avait manifestement été précédée par une hernie de l'ovaire.

Cependant Lentz (*Gaz. méd. de Strasbourg*, 1882) veut qu'on fasse une part à la hernie utérine primaire, entraînant l'ovaire à sa suite. « Si l'on en voit peu, dit-il, c'est que l'accident arrive souvent après la ménopause, et que les malades n'en étant point incommodés ne vont pas trouver le médecin. »

Une autre évolution, d'après Cruveilhier, peut conduire au même résultat, c'est l'accroissement du sac herniaire au dépens du péritoine adjacent qui attire dans la hernie le ligament large et les organes qui s'y rattachent, par un mécanisme analogue à celui qui produit les hernies du gros intestin ; les hernies de l'utérus qui se font de la sorte appartiendraient donc à la catégorie des hernies adhérentes par glissement.

Quant au processus des hernies acquises, il ne diffère pas de celui des hernies abdominales en général : sous l'influence d'une cause quelconque, grossesse, obésité, etc., les anneaux naturels se trouvent distendus ; d'un autre coté, les moyens d'union des organes génitaux sont relâchés et permettent à ces derniers une plus grande mobilité : qu'un effort survienne, ils auront tendance à se diriger vers les points de moindre résistance de la paroi : la hernie est constituée.

CHAPITRE IV

ANATOMIE PATHOLOGIQUE

« Par le fait de son déplacement, dit Puech, l'ovaire acquiert une propension exceptionnelle à perdre son intégrité physiologique, c'est au point qu'on y observe toutes les lésions, depuis la plus commune jusqu'à la plus rare, et que, si l'on voulait les décrire par le menu, on aurait une pathologie complète. »

L'anatomie pathologique des hernies des organes génitaux est certainement un des points les plus intéressants de leur histoire, grâce à la variété des altérations qui ont pu tomber sous l'œil des opérateurs. Mais ceci ne s'applique guère qu'aux altérations des organes eux-mêmes.

Du côté du sac, en effet, tout se passe habituellement d'une façon à peu près identique. Adhérent au pédicule et à la trompe dans les hernies de date ancienne, il est presque complètement libre au niveau de l'ovaire, disposition qui explique la mobilité parfois si nette de cet organe dans le trajet inguinal. Dans l'observation que nous présentons, l'ovaire n'était pas libre, mais bien fixé aux parois du sac par des adhérences difficiles à détacher.

En raison de la riche vascularisation du péritoine herniaire, vascularisation éminemment favorable à la production d'exsudats, on a pu constater dans certains cas que des brides cicatricielles étaient devenues des agents d'étranglement. Ce sont ces brides que quelques auteurs ont considérées, sans preuve certaine, comme une manifestation du travail d'oblitération du canal de Nück.

Enfin, altération plus grave, et dont Dolbeau nous cite un exemple *(Bulletin de la Société anatomique,* 1854), le sac peut s'enflammer et suppurer sous l'influence d'un agent infectieux, dont la présence est expliquée, sinon par l'ovaire, du moins par la trompe herniée.

En effet, Lejars n'a-t-il pas vu, au moment de l'excision de la trompe de Fallope, une goutte de muco-pus sourdre par l'orifice? C'est là un fait important qui mérite l'attention, surtout dans les hernies acquises, et sur lequel nous aurons certainement à revenir au sujet des indications opératoires.

Voyons maintenant ce que devient le contenu du sac.

L'ovaire, par sa situation anormale, est exposé, on le conçoit, à une gêne circulatoire, à des froissements et même à des traumatismes qui compromettent sa nutrition ou peuvent provoquer des troubles inflammatoires.

Aussi, un certain degré d'atrophie est-il l'apanage des ovaires herniés congénitalement qui supportent pourtant le mieux les incommodités de leur mise à l'étroit ; il se ferait, comme le dit Langton, une sorte d'accoutumance. D'ailleurs cette altération n'est jamais poussée assez loin pour empêcher plus tard la fonction mens·truelle, même chez des jeunes filles ayant une absence congénitale du vagin et de l'utérus, ce qui, dans des cas semblables, serait pourtant à souhaiter (Obs. II).

C'est en effet au moment de la puberté que la hernie de l'ovaire commence d'ordinaire à provoquer des phénomènes pénibles, inhérents à la fonction physiologique qui s'éveille.

La congestion douloureuse, permanente, ou temporaire, comme l'écoulement menstruel, constitue la modification la plus habituelle ; mais, parfois, elle se complique d'une inflammation aiguë pouvant aboutir à l'hémorrhagie parenchymateuse et même à la suppuration.

Bien que moins exposés, les enfants en bas âge ne sont pas tout à fait à l'abri de ce processus pathologique, et chez les petites malades de Pollard, de Manéga, dont nous rapportons les observations, l'excision fut nécessaire malgré une intervention assez hâtive.

Les kystes représentent la lésion la plus fréquente. Englisch, sur 38 cas de hernies ovariennes, en a trouvé 5 fois. Hégar, les mentionne à son tour comme une indication de la castration, mais sans rapporter de faits nouveaux. Leur volume est quelquefois énorme. Cajati, cité par Reigel, ne parle-t-il pas d'une hernie grosse comme une tête d'enfant ? C'était une portion herniée d'un kyste ovarien contenu dans le bassin, et qui guérit par une ponction suivie d'injection iodée. Lallement rapporte un cas de kyste hydatique. Denneux, Balling, Verdier ont observé des kystes dermoïdes. Sonnenburg opéra un adénome kystique de l'ovaire hernié ; il s'agissait d'une grosse tumeur polykystique qui remplissait et débordait même le triangle de Scarpa du côté droit ; on l'enleva sans trouver de pédicule ; mais, sur la foi d'une exploration faite sous le chloroforme, on conclut à l'absence de l'ovaire dans le bassin, à sa hernie et à sa dégénérescence kystique. Fargas, de Barcelone, a publié dans les *Archives de Tocologie* de 1890 une observation d'une femme dont la hernie, distendue par un gros kyste ovarique réticulaire, descendait jusqu'à mi-cuisse (Obs. V).

Notons aussi la tuberculose de l'ovaire, dont Puech a mentionné un exemple et dont nous rapportons plus loin une observation que Mencière a publiée dans son ouvrage sur *La Hernie de l'ovaire chez la petite fille* (juin 1897).

On observe en outre des néoplasmes proprement dits : le cancer ou le sarcôme.

Chez une femme de 60 ans, qui n'avait pas d'utérus, il existait à la région inguinale droite, une tumeur ovoïde grosse comme une tête d'enfant. La forme fit porter le diagnostic de tumeur de l'ovaire en hernie inguinale. L'opération fut pratiquée par Bardenhaüer ; la masse enlevée pesait 750 grammes ; c'était un angéio-sarcôme, comme en témoigna l'examen histologique. (*Rheinstödter centralblatt für Gynecologie*, 1878.)

Papen avait vu un cancer de l'ovaire ectopié,

et Guersant relate un fait plus étrange, que voici résumé en quelques mots : chez une enfant de 3 ans, hernie congénitale des deux ovaires : tous deux étaient cancéreux, le grand épiploon également ; absence d'utérus, vagin en cul-de-sac.

La trompe de Fallope, sujette comme l'ovaire aux altérations congestives et inflammatoires, et qui a été trouvée presque toujours adhérente, épaissie, plus ou moins oblitérée, parfois sphacélée (observation de Lejars) n'est pas exempte non plus des autres modifications.

Chez une malade de Werth, une des franges de la trompe présentait une volumineuse hydatide de Morgagni. Dolbeau a relaté un cas de kyste séreux de l'oviducte dans un sac herniaire suppuré, et Kousminc de Kasan, dans la *Revue de Chirurgie* de 1895, a publié une observation de tumeur herniaire crurale formée par une dilatation kystique de la trompe d'une capacité de deux litres.

Quant à l'utérus, dans les cas assez rares où il a suivi l'ovaire et la trompe, on a pu le trouver plus ou moins allongé, tiraillé, comme dans le cas de César Haukins, où l'utérus et la trompe formaient un tube de 14 pouces de longueur. Dans plusieurs observations, il était gravide (Hallen, Balling, Scanzoni) et enfin Schmidt (1884) a rapporté un cas de myôme développé dans une corne utérine (utérus bicorne) herniée. On pourrait d'ailleurs observer toutes les altérations qui affectent l'utérus normalement situé.

CHAPITRE V

SYMPTOMES ET DIAGNOSTIC

Les hernies de l'ovaire se traduisent par des symptômes variables suivant l'âge du sujet, le siège et la nature de la hernie, la manière d'être de l'organe et les complications diverses qui peuvent venir s'y ajouter ; mais, quel que soit le cas, la phénoménalité est vague, indécise dans l'expression et réclame une analyse délicate pour acquérir sa véritable signification.

Pendant l'enfance, en particulier, l'effacement des symptômes est à son maximum. Les seuls indices se réduisent à la constatation de la tumeur, mais celle-ci présente alors des caractères si peu accusés que l'on peut se demander si le diagnostic en est possible. Dans les cinq cas rapportés par Mencière (*loco cituto*) le diagnostic avait été fait une fois seulement, et même il rapporte un cas où l'erreur de diagnostic fut assez importante, puisqu'on prit pour l'ovaire une simple masse tnberculeuse : nous reproduisons plus loin cette observation. Selon lui « la douleur à la pression est à peu près le seul signe. La tuméfaction, la douleur au moment des époques menstruelles, les mouvements imprimés à l'utérus et se communiquant à la tumeur herniaire; tous ces signes, ou bien n'existent pas, ou sont impossibles à rechercher chez l'enfant. En sorte que le diagnostic de la hernie de l'ovaire, déjà très difficile chez la femme adulte, l'est encore bien davantage chez la petite fille ».

C'est également l'opinion de Puech; lui aussi n'admet comme seul signe réellement notable que la sensibilité de la tumeur. « La réduction de la tumeur, dit-il, si elle était possible chez la petite fille de 10 ans, observée par mon maître et ami le professeur Courty, faisait défaut chez l'enfant de 4 ans, dont Rizzoli a relaté l'histoire. Chez cette soi-disant hermaphrodite, chaque canal inguinal contenait un petit corps mobile, sensible à la pression, à surface rugueuse ovoïde, du volume d'un haricot, dont le pédicule, long d'un centimètre, pénétrait dans la cavité abdominale par l'orifice inguinal un peu rétréci. Pour en obtenir la réduction, il fallut avec l'index forcer successivement les deux ouvertures inguinales internes. »

Sur une fille de 10 ans, observée par Balley (Th. de Paris 1886), la tumeur était excessivement douloureuse, même à la plus légère pression, et la douleur se propageait dans tout le bassin. Enfin, dans le cas de Guersant, l'apparence et la sensibilité de l'ovaire se rapprochaient de celles du testicule.

Après la puberté, chez la femme adulte, la sensibilité devient encore plus marquée; dans la plupart des observations que nous avons recueillies, elle est notée;

en même temps la symptomatologie acquiert une précision moins sujette à contestation.

Le développement des organes génitaux et en particulier des ovaires fournit au praticien des données d'une extrême importance.

Quoi qu'on en ait dit, la sensibilité de l'ovaire est, à l'état hygide, exquise, et elle n'a pu être mise en doute, dans la plupart des cas, que faute d'y avoir attentivement regardé. Dans certains cas d'ectopie de l'ovaire, la pression de cette organe donne une sensation spéciale, douloureuse et voluptueuse tout à la fois.

Chez un pseudo-hermaphrodite féminin, remarquable par la parfaite régularité des menstrues, Coste a noté une douleur à la pression qu'il a regardée à tort, suivant nous, comme caractéristique du testicule (*Journal des connaissances médicales et chirurgicales* 1834). Dans un cas à peu près analogue, recueilli par Debout (1863, Le Fort, *Des vices de conformation de l'utérus et du vagin*), l'ovaire descendu dans la grande lèvre gauche, avait la consistance mollasse des organes glandulaires; une pression, même légère, y détermine de la douleur. Cette sensibilité, exagérée si l'on veut, mais véritablement physiologique, disparaissait avec la cause provocatrice et ne peut être expliquée que par l'hypothèse d'une congestion instantanée, en quelque sorte éclectique, produite par l'effet de la pression. La même explication est de mise à l'égard de la turgescence, de la sorte d'érection développée par les premiers frottements des doigts chez la malade, observée par Loumaigne (thèse citée). « Sous l'influence des tentatives de taxis, l'organe, écrit-il, de flasque et inégal, devenait plus dur et plus uni à sa surface; on eût dit une sorte de priapisme amené par le toucher. »

On comprend, sans qu'il soit nécessaire d'y insister, toute l'importance d'une semblable symptôme. Par malheur, il n'est pas constant, car l'atrophie de l'ovaire et les altérations dont il est souvent atteint peuvent diminuer sa sensibilité ou la faire disparaître, de même que la présence d'autres organes dans le sac, en masquant l'ovaire, ne permet pas la recherche de ce symptôme.

La sensibilité s'exagère principalement aux époques menstruelles. Au moment de l'hémorrhagie, lorsque l'ovaire hernié se trouve être le siège de la fluxion et de la congestion qui précèdent la rupture de la vésicule de De Graaf, l'organe subit en même temps une augmentation de volume qui a été assez souvent notée. Là encore, l'atrophie ou la dégénérescence de l'organe empêche souvent le phénomène de se produire. La turgescence, qui est habituellement en connexion étroite avec l'hémorrhagie, peut exister en dehors d'elle ; on l'a constatée avec l'absence ou l'état embryonnaire de l'utérus.

A la percussion, ces hernies donnent un son mat ; elles se réduisent sans gargouillement et difficilement ; du reste, lorsqu'elles sont réductibles, on refoule plutôt l'ovaire dans le trajet herniaire qu'on ne le réduit en réalité, et une pression exercée sur l'abdomen, au voisinage du canal inguinal, suffit le plus souvent pour le faire ressortir.

Quant au volume de la tumeur, il varie beaucoup et

est naturellement plus considérable lorsqu'il y a tumeur, kyste ou entérocèle en même temps.

Le toucher vaginal joint au palper de la tumeur, fait reconnaître un caractère important, sur lequel Puech a beaucoup insisté. Le mouvement de translation de l'utérus déplace visiblement la hernie, et quand celle-ci est saisie, le mouvement de traction est nettement apprécié.

Ce symptôme a été noté dans tous les cas où l'on a fait cette recherche ; cependant, il est des circonstances où il peut échapper à un observateur même attentif, c'est lorsque le ligament de l'ovaire hernié a subi une élongation considérable. Dans ces cas, l'utérus peut avoir sa position normale, mais en exagérant son déplacement artificiel, on peut encore percevoir le mouvement de traction éprouvé par l'ovaire.

Parfois la tumeur apporte de la gêne aux actes les plus naturels ; ainsi, chez quelques personnes, le décubitus sur le côté opposé à la hernie, les mouvements des membres inférieurs, dans l'action de se baisser et de se relever, sont des occasions de souffrance. Dans un cas de hernie inguinale double, observé par Reigel, les rapprochements sexuels étaient tellement pénibles, qu'ils durent être interdits. Enfin, il en est résulté parfois la claudication et même l'impossibilité de tout travail.

Les hernies de l'ovaire sont sujettes à des accidents qu'on peut rapporter à un véritable étranglement : la constriction exercée sur l'ovaire déplacé par le collet du sac, ou par une bride fibreuse faisant saillie dans son intérieur, en est la cause ordinaire. Les phénomènes que présente la malade sont plutôt des phénomènes douloureux et inflammatoires que ceux d'une occlusion intestinale ; on n'observe pas en général d'arrêt complet des émissions gazeuses et des selles, aussi ces accidents ont-ils été surtout confondus avec l'inflammation d'une épiplocèle.

On n'a jamais vu la gangrène de l'ovaire être la conséquence de ces étranglements, mais dans un fait, communiqué par Courty, la péritonite qui avait débuté par le sac herniaire, gagna l'abdomen et détermina la mort ; Lejars rapporte un cas où l'étranglement amena le sphacèle de la trompe.

La hernie de l'utérus n'est jamais réductible ; la palpation permet parfois d'y reconnaître un corps de consistance ferme dont les contours rappellent la forme de l'utérus ; on a pu néanmoins prendre celui-ci pour l'ovaire ou pour de l'épiploon (Brünner) dans un cas de hernie obturatrice où une anse intestinale se trouvait étranglée ; nous fîmes absolument la même erreur de diagnostic.

L'exploration vaginale d'ailleurs, en faisant reconnaître que le col utérin est fort élevé, parfois presque hors de portée, que le vagin lui-même est dévié du côté de la hernie, l'examen des mouvements communiqués à la partie herniée par les pressions exercées sur le col utérin viennent confirmer les notions fournies par la palpation.

Les symptômes fonctionnels, sensibilité, tiraillements et gêne perçus par la malade, douleurs s'irradiant vers la région lombaire, s'accroissent au moment du molimen menstruel et s'accompagnent de troubles dysménorrhéiques, en même temps qu'on observe une certaine tuméfaction de l'organe.

Les rapports sexuels sont impossibles ou douloureux; cependant la fécondation peut avoir lieu. C'est ce qui ressort des faits où la grossesse s'est produite dans un utérus antérieurement déplacé.

Quand c'est l'utérus gravide que renferme la hernie, on voit la tumeur augmenter graduellement de volume; la consistance est telle qu'au travers d'une surface dépressible on peut sentir les parties fœtales. L'évolution de la grossesse est entravée par la constriction que subit l'organe de la gestation.

Les hernies des organes génitaux internes sont de toutes les tumeurs qui se rencontrent dans la région inguinale celles qui ont donné le plus souvent le change, puisque, parmi les 160 observations recueillies par Puech, 22 tout au plus peuvent se prévaloir d'un diagnostic rigoureux. Les plus habiles comme les moins savants s'y sont trompés, et ont méconnu, tantôt le caractère herniaire de la tumeur, tantôt la nature de l'organe qui y était contenu.

Deux questions se posent : La tumeur est-elle herniaire? Quel en est le siège et le contenu?

Au double point de vue de la théorie et de la pratique, la première question est facile à résoudre. Théoriquement il suffit de constater le collet du sac et l'existence d'un pédicule se prolongeant dans l'intérieur de la paroi abdominale pour dénoncer l'origine herniaire de la tumeur. Pratiquement, il suffira de rappeler que sur ce point on compte seulement quelques erreurs de diagnostic. Tels sont les faits de Percival Pott et Lassus qui crurent à des ganglions enflammés, de Guersant qui diagnostiqua une tumeur enkystée de la grande lèvre, et enfin de Lück qui crut à l'existence d'un lipôme. Disons à la décharge du professeur de Berne que l'ovaire hernié avait subi la dégénérescence kystique.

La position de la tumeur par rapport au ligament de Gimbernat permet d'établir si elle est inguinale ou crurale. Nous ne croyons pas devoir insister sur ce point.

La détermination du contenu du sac a donné lieu à une foule d'erreurs : quelques-uns ont cru à une enterocèle ; la plupart ont diagnostiqué une épiplocèle alors que d'autres se méprenant pour le sexe, ont pris l'ovaire prolabé pour le testicule.

L'erreur des premiers n'est pas de nature à arrêter longuement. La forme de la tumeur, sa consistance, l'absence de son tympanique à la percussion, sa réductibilité sans gargouillement, ou son irréductibilité sans symptômes d'étranglement suffisent à faire écarter l'idée d'une hernie intestinale.

Le problème devient plus difficile quand l'intestin coexiste avec l'ovaire et même l'utérus dans le sac herniaire : c'est ce que nous avons rencontré dans l'observation que nous présentons. La malade avait eu des vomissements et de violentes coliques ; la tumeur était irréductible, dure, tendue, complètement sonore en avant et en haut, présentant de la matité seulement à sa partie inférieure. Le diagnostic de hernie inguinale étranglée s'imposait, mais nous ne pouvions songer à la présence dans le sac de l'utérus et de ses annexes.

La confusion avec l'épiplocèle a été fréquemment commise, et cela se conçoit d'autant plus aisément que la tumeur existant dans les deux cas offre parfois les plus grandes ressemblances surtout lorsque l'utérus est contenu lui-même dans la hernie. Sans doute, la résistance des tissus, l'absence de lobulation contraste avec ce qui existe dans la hernie épiploïque ; mais, à parler en toute franchise, ces nuances passeraient le plus souvent inaperçues s'il n'existait d'autres éléments de diagnostic. Pour tout dire « les variations subies par la tumeur pendant la durée de l'écoulement menstruel, le caractère particulier de sa sensibilité, la transmission à la tumeur des mouvements imprimés en sens inverse à l'utérus, les déplacements de cet organe constatés par le toucher vaginal et le cathétérisme utérin sont les signes à l'aide desquels on reconnaît les hernies des organes génitaux internes chez la femme. »

Le déplacement de l'utérus peut être diminué ou même annihilé par la laxité du ligament large correspondant, sans qu'on soit en droit de révoquer l'existence d'une hernie ovarienne.

L'augmentation de la tumeur pendant le molimen menstruel qui a été notée dans un certain nombre de cas n'est pas un signe de certitude, car Puech l'a remarquée chez une jeune femme atteinte de hernie intestinale évidente.

L'ovaire a été pris pour le testicule : cette confusion, rare lorsque les organes génitaux sont bien conformés (Rizzoli seul a signalé une semblable méprise) est fréquente au contraire dans les cas de malformation. La détermination du sexe devient alors un problème quelquefois très difficile à résoudre.

CHAPITRE VI

PRONOSTIC. — TRAITEMENT

Le pronostic n'est pas sans importance. La hernie de l'ovaire est toujours une affection sérieuse et peut être une source de dangers. Faute d'être réduite ou maintenue, elle peut se compliquer de la pénétration dans le sac herniaire de l'utérus, de l'épiploon, de l'intestin ; l'ovaire peut s'enflammer, contracter des adhérences ou bien être atteint de dégénérescence kystique, carcinomateuse ou tuberculeuse.

Bref, l'ovaire, dans ces conditions, est exposé à une série de maladies et la multiplicité de ces lésions est à nos yeux le témoignage incontestable que son déplacement n'est pas étranger au développement de ces divers processus.

Enfin, à s'en référer au dépouillement minutieux des faits, la femme atteinte de cette affection est moins apte à remplir les fonctions auxquelles la nature l'a appelée. Sans doute elle est, comme les autres personnes de son sexe, régulièrement menstruée, mais elle est plus fréquemment qu'elles sujettes à la stérilité.

De plus, cette hernie expose la femme qui en est porteur aux grossesses extra-utérines. Les agents qui en favorisent la production sont les conditions tout à fait anormales dans lesquelles se trouve alors le pavillon de la trompe vis-à-vis de l'ovaire. Le mécanisme de l'adaptation, s'il n'est absent, est tout au moins fort imparfait.

On a accusé les ectopies des organes génitaux internes d'entraver la marche régulière de la grossesse utérine, de favoriser l'avortement et les présentations vicieuses du fœtus. Si ces derniers faits ne sont pas prouvés pour la hernie de l'ovaire, il n'en est pas de même pour celle de l'utérus. L'étranglement de l'utérus gravide peut même conduire à des accidents graves qu'il est bon d'éviter par une intervention précoce.

Quel sera le traitement de ces hernies? Nous ne sommes plus au temps où Puech présentait une statistique de 17 cas opérés ayant eu 6 fois une terminaison mortelle. Aujourd'hui, grâce aux progrès de la chirurgie, nous pouvons toujours intervenir sans redouter les dangers de l'opération elle-même. Nous maintenons donc, en principe, que, quelle que soit la hernie, il faut en pratiquer la cure radicale. On se hâtera d'intervenir lorsque la femme sera déjà infectée du côté de ses organes génitaux ; on évitera ainsi des accidents plus graves, tels que la suppuration du sac et la péritonite. Il semble même qu'il soit préférable de pratiquer la cure radicale dès l'enfance, si la hernie a été diagnostiquée. En effet, d'après Charon, à cet âge l'opération ne présenterait aucun danger, et il nous apporte à l'appui

de son dire l'observation d'une fillette de 3 mois qu'il
opéra à sa consultation et qui guérit en 8 jours, sans
avoir eu besoin de faire un séjour dans un service hos-
pitalier (Obs. XIX).

Quant aux organes herniés, il faut les exciser s'ils
sont atteints de processus pathologiques; mais s'ils
sont sains, et que les sujets soient jeunes, il importe
de les réduire dans l'abdomen avec toutes les mesures
antiseptiques voulues, afin de conserver aux malades
des organes qui ont gardé leur intégrité physiologique.

CONCLUSIONS

Les hernies des organes génitaux internes chez la femme peuvent contenir : l'ovaire, la trompe, l'utérus.

I. — Ovaire. — 1º La hernie inguinale de l'ovaire est beaucoup plus fréquente que les autres variétés : son origine est surtout congénitale : les causes en sont variées et peu connues ; les principales seraient : la persistance du canal de Nück et peut-être une descente exagérée de l'ovaire, comparable à celle du testicule ;

2º La hernie de l'ovaire est souvent bilatérale, même chez des sujets dont les organes génitaux sont bien conformés ;

3º Le diagnostic de ces hernies sera basé sur les signes suivants :

A. — Sensibilité spéciale de la tumeur ;

B. — Augmentation de volume au moment des règles;

C. — Inclinaison de l'utérus du côté de la hernie ;

D. — Transmission à la tumeur des mouvements imprimés au col utérin.

Ces signes peuvent manquer et les causes d'erreur sont multiples.

II. — Trompe. — La hernie de la trompe coïncide

fréquemment avec celle de l'ovaire : elle est inguinale ou crurale. D'après les dernières recherches la première variété semble plus fréquente qu'on ne le croit généralement. Même crurale, la hernie de la trompe peut être congénitale.

III. — **Utérus.** — 1° L'utérus a été plusieurs fois trouvé dans le sac herniaire : il suit ordinairement l'ovaire et la trompe, cependant la hernie primitive de l'utérus a été observée. Presque toujours consécutive à des causes d'ordre mécanique (grossesse, tumeurs), la hernie utérine peut se produire par suite d'une disposition congénitale ;

2° Le diagnostic de hernie de l'utérus n'est guère possible en dehors de la grossesse quand l'organe est irréductible ;

3° Le cours régulier de la grossesse peut être entravé par ces hernies : l'avortement et l'étranglement ont été observés plus d'une fois.

Traitement. — Le traitement de choix des hernies des organes génitaux internes est la cure radicale : il faut intervenir le plus tôt possible, l'opération étant sans danger chez l'enfant.

On réduira l'organe s'il est sain ; on ne l'extirpera que dans les cas d'infiltration ou de dégénérescence.

OBSERVATIONS

OBSERVATION I (Personnelle).

*Utérus, ovaire et trompe gauches dans une hernie inguinale
étranglée.*

Mme Q..., âgée de 71 ans, est amenée, le 8 février 1899, à
l'hôpital du Mans, et entre dans le service du docteur Le Bail,
salle Dupuytren, n° 7. Elle a été prise la veille au soir de
vomissements et de violentes coliques ; un médecin appelé a
diagnostiqué une hernie étranglée et nous l'a immédiatement
adressée.

Au moment de son arrivée, les vomissements et les coliques
ont en partie cessé, mais la malade attire tout de suite nôtre
attention sur le pli de l'aîne du côté gauche où siège une
tumeur du volume d'une mandarine : la malade, interrogée,
nous répond immédiatement que depuis une dizaine d'années,
elle avait dans cette région « une grosseur » qui rentrait habituellement et ne la faisait point souffrir, la malade ne portait
aucun bandage. La tumeur est dure, tendue, irréductible, complètement sonore en avant et en haut, présentant de la matité

vers sa partie inférieure. La malade n'a rendu aucun gaz, ni aucune matière par l'anus depuis vingt-quatre heures ; le diagnostic de hernie étranglée s'impose, nous pouvons même dire de hernie inguinale, car le pédicule de la tumeur semble manifestement situé au dessus de l'arcade de Fallope dans sa partie interne, et la base se prolonge jusque dans la grande lèvre gauche. Quant au contenu de la hernie, il doit probablement comprendre une anse intestinale et un paquet épiploïque. L'opération ne devait confirmer qu'en partie notre diagnostic.

La kélotomie est pratiquée le lendemain matin par le docteur Le Bail. Après incision des divers plans superficiels, le diagnostic de hernie inguinale est vérifié. A l'ouverture du sac herniaire, il se présente immédiatement à nos yeux une anse intestinale grêle fortement congestionnée, mais néanmoins en très bon état et qui se laisse facilement réduire dans l'abdomen après un léger débridement. Nous apercevons alors dans la partie inféro-interne du sac une masse lisse et rosée de l'angle antérieur de laquelle se détache un cordon très mince dont l'extrémité opposée se perd dans les parois du sac ; en avant de ce cordon, et réuni à lui par quelques tractus celluleux se trouve un petit corps ovoïde, blanchâtre, accolé intimement au sac herniaire Malgré l'atrophie de ces différents organes, nous n'avons point de peine à reconnaître l'utérus et les annexes gauches. L'utérus est très atrophié en antéflexion très marquée, presque coudé en angle droit ; il est entouré de toutes parts par le péritoine herniaire. Le docteur Le Bail place une ligature à la base de la trompe et du ligament de l'ovaire ; il réduit l'utérus dans la cavité pelvienne. Le reste de l'opération s'accomplit sans difficultés.

Nous avons interrogé ultérieurement la malade sur ses antécédents génitaux. Réglée normalement à 15 ans, elle s'était mariée à 27 et avait eu trois enfants ; depuis la naissance du dernier, à l'âge de 36 ans, elle avait toujours été bien réglée jusqu'à la ménopause arrivée vers 50 ans ; jamais elle n'avait souffert. C'est environ dix ans après, qu'en soulevant un fardeau assez lourd, elle avait ressenti, dit-elle, « une déchirure dans l'aîne » et constaté, quelque temps après, une grosseur dans la même région.

La convalescence fut assez longue, cependant la malade ne présenta aucun accident grave, et, le 28 février, elle quittait le service. Nous avons revu cette femme huit mois après l'accident ; elle se portait très bien et la guérison opératoire s'était maintenue.

L'histoire clinique de cette malade ne permet point d'affirmer la congénitalité de la hernie. Les adhérences intimes qui unissaient l'ovaire aux parois du sac, les adhérences plus molles qui retenaient la trompe, permettent de penser que ce fut l'ovaire qui pénétra le premier dans le trajet inguinal, entraînant à sa suite la trompe et, plus tard, l'utérus, lorsque l'atrophie sénile de ce dernier lui permit de traverser le collet du sac. A quelle époque l'intestin s'engagea t-il à son tour dans le trajet ? C'est là une question qu'il serait bien difficile de résoudre. La hernie était bien réductible au dire de la malade, mais dans quelles conditions se faisait cette réduction ? L'intestin a-t-il pénétré après l'utérus dans le sac herniaire en s'étranglant d'emblée

o.   4

comme cela se remarque si souvent? Ou bien, au contraire, est-ce l'utérus qui a été le principal agent de
l'étranglement en s'engageant brusquement dans le
collet du sac? Ce sont là autant d'hypothèses que les
faits ne nous ont malheureusement point permis de
vérifier.

OBSERVATION II

Hernie inguinale double de l'ovaire

(Barnes. *Annales de Gynécologie,* 1883).

Fille de 19 ans n'ayant jamais été réglée. Dix-huit mois
auparavant elle avait vu paraître dans la grande lèvre droite
un gonflement douloureux qui bientôt disparut de lui-même.
Quatre ou cinq mois après, réapparition des mêmes phénomènes.

Oldham trouve alors une tumeur du volume d'un œuf
d'oie qui, située entre l'anneau inguinal externe et la grande
lèvre, est tendue et ferme ; les tissus voisins sont enflammés et
douloureux. Du côté gauche est un corps ovale, du volume
d'une noix, émergeant juste de l'anneau inguinal externe et
rentrant facilement dans le canal. C'est l'ovaire gauche à
l'état de repos. Pas de traces d'utérus ni de vagin, les
glandes mammaires sont bien formées. Le docteur Oldham
vit souvent la patiente qui se maria. Pendant trois ans
l'ovaire droit fut seul augmenté de volume, puis pendant
deux ans ce fut l'ovaire gauche qui fut affecté de phéno-

mènes que nous allons décrire, le droit au contraire paraissant se reposer. L'arrivée du nisus menstruel se faisait quelquefois sentir brusquement, elle se couchait le soir sans rien présenter de particulier et le matin l'ovaire était volumineux.

Plus généralement cependant l'augmentation de volume de l'ovaire était graduelle, durait quatre jours pour diminuer ensuite peu à peu, le processus complet mettait en général de dix à douze jours pour évoluer.

L'ovaire doublait ainsi de volume et prenait une forme aplatie qui montrait bien que l'organe tout entier entrait à ce moment en fonction. Du reste la jeune femme n'éprouvait point de souffrances, aucun phénomène sympathique ne traduisait la suppléance du flus menstruel.

OBSERVATION III

Hernie étranglée de l'ovaire chez une enfant de 3 mois.

(Pollard, *The Lancet*, juillet 1889).

Le 30 mars 1889, une petite fille de 3 mois était admise dans mon service à l'hôpital de North Eastern. Depuis un mois, sa mère avait remarqué, au niveau de l'aine, une tumeur, qui n'était pas constante et avait à chaque apparition des dimensions différentes. Le 19 mars on avait ordonné un bandage qui fut appliqué le 20. On avait alors supposé la hernie réduite Le 27 le bandage fut enlevé pour permettre de nettoyer l'enfant et on trouva alors une tumeur irréductible du pli de l'aine droit. De ce fait la petite malade fut envoyée à l'hôpital par le médecin de la famille.

Vomissements assez fréquents depuis le 27, mais dans la matinée du 30 il y eut une selle.

Au moment de l'admission, on trouve à l'anneau externe du canal inguinal droit une tumeur un peu plus grosse qu'un œuf de pigeon, qui distendait la partie supérieure de la grande lèvre du même côté. A ce niveau, peau rouge et chaude, rénitence et fluctuation légère, son mat à la percussion ; en somme tous les caractères d'un abcès.

D'après l'histoire de la malade et les derniers symptômes qui excluaient l'idée d'un étranglement de l'intestin, je pensais à une hernie étranglée de l'ovaire.

Opération. — Les téguments sont œdématiés et agglutinés ensemble. Il s'échappe un peu de liquide rouge teinté de sang. Dans le sac on trouve l'ovaire et la portion frangée de la trompe de Fallope très enflammés, de couleur noirâtre et fixés par des adhérences. On ne pouvait songer à les rentrer dans l'abdomen, donc ligature du pédicule et excision. Il fallut élargir légèrement l'anneau externe pour réduire le collet du sac que des exsudats inflammatoires avaient rendu fortement adhérent.

Suture des piliers et fermeture de la plaie sans drainage. Légère ascension de la température le soir de l'opération et le cinquième jour sans cause appréciable.

Au bout de 18 jours, guérison complète.

OBSERVATION IV

Hernie ovarique inguino-labiale droite.

(Trélat, *Gazette des Hôpitaux*, 1889.)

Mélanie A..,, fleuriste, âgée de 47 ans, de bonne apparence et bien constituée ; réglée à 17 ans, Elle n'est pas encore à la ménopause, mais depuis deux ans les règles sont moins abondantes et un peu douloureuses, jamais d'enfant. Métrorrhagie il y a cinq ans.

Depuis plusieurs années, coliques néphrétiques et graviers dans les urines.

Il y a dix-sept ans, à la suite d'un effort, apparition dans la grande lèvre droite d'une tumeur du volume d'une noix. La malade porte régulièrement un bandage jusqu'à il y a dix-huit mois.

Depuis quatre ans, douleurs dans l'aine et développement graduel et lent de la petite tumeur actuelle, bien différente de la hernie qui, depuis longtemps, ne sort plus.

Les douleurs arrivent par accès, ne revenant pas quelquefois pendant douze jours. Irradiations vers la grande lèvre et à la partie interne de la cuisse. Accroissement de volume au moment des accès douloureux, au moment des règles et même dans l'intervalle.

Actuellement, on constate à la partie supérieure de la grande lèvre droite une tumeur du volume d'une petite amande, allongée dans le sens même de la grande lèvre. Elle est lisse, unie, de consistance fibreuse, sans adhérence à la peau, mobile sur les parties profondes. Cette tumeur a toujours été douloureuse à la pression, et depuis l'entrée le moindre attouchement fait pousser des cris à la malade.

Utérus en antéflexion et libre de toute adhérence. A l'hystéromètre, ou trouve une profondeur de 95 millimètres Au palper abdominal, on sent le corps de l'organe remonté à quatre travers de doigt au dessus de l'ombilic, très hypertrophié et contenant manifestement des corps fibreux. La corne droite est rapprochée de l'orifice inguinal, ce qui fait penser à la possibilité d'un ovaire hernié, bien qu'on ait songé aussi à un pseudo-névrome, à cause des douleurs si vives accusées par la malade.

L'opération fut décidée et l'on pratiqua la résection de la tumeur et d'un pédicule très net et assez volumineux. Guérison en trois semaines.

L'examen histologique démontra que l'on avait bien affaire à l'ovaire : le pédicule contenait un gros paquet de fibres nerveuses hypertrophiées, ce qui donnait l'explication des douleurs intenses et de l'irritabilité de la tumeur.

OBSERVATION V

Hernie inguino-labiale de l'ovaire droit avec gros kyste réticulaire du même organe.

(Fargas de Barcelone. *Archives de Tocologie,* 1890,)

Malade de 38 ans. — Lors d'un premier examen, je trouvai une grosse tumeur occupant la région inguino-labiale droite et une hernie facilement réductible dans l'aine gauche et dans laquelle on rencontre nettement l'ovaire hernié qui rentre avec facilité.

D'après son dire, j'appris qu'il y a huit ans, la tumeur droite offrait une complète analogie avec la hernie gauche actuelle, mais que doucement elle augmenta de volume jusqu'au jour où elle devint irréductible; depuis ce moment, et d'une manière lente et progressive, elle a acquis un énorme volume Croyant que c'était un ovaire hernié en proie à la dégénérescence kystique, je l'opérai le 27 juillet dernier.

L'opération confirme le diagnostic. La tumeur extirpée présente l'aspect typique d'un kyste réticulaire de l'ovaire du volume d'une tête d'homme.

On pouvait confondre la tumeur avec un kyste du ligament rond, mais la topographie des organes vérifiée pendant l'opération, l'anamnèse de la malade et la hernie actuelle de l'ovaire gauche, ne laissent point de doute à ce sujet. Ajoutons que la malade n'a jamais ressenti le moindre désordre dans la menstruation et pendant l'existence de cette tumeur, elle a eu deux accouchements normaux. Seulement, ce qui confirme encore le diagnostic, elle a observé que, pendant les derniers mois de la grossesse, les deux ovaires herniés restaient réduits et seulement l'ovaire gauche dans les deux dernières grossesses. Pendant les périodes menstruelles, ces tumeurs herniaires étaient plus sensibles et offraient une grande tendance à rester réduites.

OBSERVATION VI

*Hernie inguinale congénitale de l'utérus, de la trompe
et de l'ovaire gauches.*

(Florian Krug, *Américan Journal of Obstetric's*,
New-York, juin 1890.)

Jeune fille de 18 ans, sans antécédents héréditaires, sans
maladie antérieure, mais atteinte d'une pâleur anémique
depuis plusieurs années Réglée à 16 ans, très irrégulière-
ment, souvent à intervalles de huit à dix jours et pendant
quelques heures seulement.

Elle a toujours eu dans l'aine gauche une tumeur qui ne
la fait souffrir que depuis quelques mois et augmente
de volume.

Actuellement on trouve la peau et les muqueuses décolorées,
mais rien d'anormal au cœur et aux poumons. Dans l'aine
gauche, on constate la présence de deux tumeurs distinctes
l'une large et piriforme, l'autre de la grosseur d'une châ-
taigne. Le toucher vaginal révèle un hymen intact et un col
utérin situé immédiatement derrière la symphyse, et trans-
mettant à la hernie les mouvements qu'on lui imprime. La
grosse tumeur piriforme rentre assez facilement dans la
cavité abdominale tandis que la petite reste absolument irréductible

Par l'examen bimanuel on s'assure avec certitude que la
grosse tumeur est constituée par l'utérus Quant à la petite

elle est reconnue être l'ovaire probablement accompagné de la trompe de Fallope. On pose donc uu diagnostic ferme.

Etant données les dimensions du collet du sac, l'accroissement rapide de la tumeur et le genre d'occupation de la malade, qui ne pouvait plus travailler, le port d'un bandage fut jugé inutile et une opération nécessaire.

L'hystéroraphie avec fixation de l'utérus à la paroi abdominale, en laissant le sac vide, aurait pu favoriser la hernie d'autres viscères et nécessiter une opération ultérieure. On procéda donc à une cure radicale avec tous les soins antiseptiques possibles et sous anesthésie à l'éther.

A l'ouverture du sac il fut impossible de mobiliser et de réduire la trompe et l'ovaire qui étaient très adhérents. Quant à l'utérus on le fit rentrer facilement, et un doigt le maintenant en place, une ligature fut rapidement appliquée sur le collet et le sac excisé avec son contenu.

Cinq jours après l'opération, sans aucun signe d'infection ni de péritonite, sans aucune lésion d'un organe quelconque, la malade, qui avait eu d'abord une élévation de température inexpliquée, tomba dans le collapsus et mourut.

L'autopsie ne révéla rien du côté du pédicule et de la cavité péritonéale; mais on constata une anémie intense des tissus, un cœur dilaté, flasque et blanchâtre, et un rétrécissement anormal de tous les gros vaisseaux. L'auteur attribue la mort à l'action de l'éther sur un myocarde atteint de dégénérescence.

L'examen des organes pelviens révéla une longueur exagérée des ligaments de l'utérus qui étaient sinueux et comme repliés sur la face postérieure de l'organe.

Quant à la trompe et à l'ovaire droits, ils étaient adhérents au côté gauche de la matrice.

OBSERVATION VII

Hernie inguinale double de la trompe et de l'ovaire.

(Parker. *Britisch Medical Journal*. Londres, 1893).

Une domestique âgée de 24 ans a été admise en septembre 1888, pour une double hernie inguinale apparue il y a sept ans et douloureuse depuis cinq ans. Onze mois avant son admission elle portait un bandage qui aggrava plutôt qu'il n'améliora son affection.

D'après la forme et les caractères des deux tumeurs, M. Parker soupçonna qu'il s'agissait des ovaires, et comme les deux hernies étaient tout à fait irréductibles, il fit une double kélotomie le 12 septembre 1888. Chaque hernie était pourvue d'un sac communiquant avec la cavité péritonéale.

De part et d'autre, le seul contenu était un ovaire paraissant altéré et accompagné de la trompe de Fallope. La réduction ne paraissant possible par aucune méthode, une ligature fut appliquée sur le collet de chaque sac et on pratiqua l'excision.

La guérison arriva en un mois, après une légère suppuration. Un bandage fut porté ensuite pendant trois ans.

La malade n'avait jamais été réglée ni avant ni après l'opération. Cette anomalie fut expliquée complètement quand on s'assura sous anesthésie que le vagin faisait complètement défaut et que l'utérus n'existait qu'à l'état rudimentaire. En passant un cathéter dans la vessie et un doigt dans le rectum, on pouvait les amener au contact en refoulant la vessie contre la paroi abdominale. A la place de l'utérus existait un corps ovoïde peu développé et sans col.

Les hernies ovariennes étaient probablement congénitales, mais avaient passé inaperçues jusqu'à la puberté.

OBSERVATION VIII

*Hernie inguinale gauche étranglée chez une enfant
de 4 mois.*

(Manéga. *Riforma Medicale*. Naples, 1894.)

Enfant de 4 mois, issue de parents sains, amenée le 11 octobre 1893. D'après la mère, est apparue depuis quatre jours seulement dans l'aine gauche une tumeur de la grosseur d'une noix, dure, douloureuse, irréductible.

Augmentation progressive de la tumeur, cris continus ; ni vomissements ni arrêt des matières Actuellement la peau est rouge et œdémateuse, mais on ne trouve pas de fluctuation ni de gargouillement. Température 38'.

Diagnostic de hernie épiploïqne enflammée. Glace *in situ* et de nouveau tentative infructueuse de réduction. On se décide alors à intervenir chirurgicalement

Dans le sac on trouve un ovaire enflammé et une trompe adhérente à la paroi inférieure. Excision, guérison le 11e jour.

L'ovaire excisé pesait deux grammes, et l'examen microscopique fit constater une hémorrhagie parenchymateuse.

OBSERVATION IX

Hernie inguinale gauche de l'ovaire et de l'épiploon.

(Manéga, *id.*).

Femme de 30 ans, réglée à 11 ans, toujours régulièrement, mariée à 20 ans, a eu 6 accouchements normaux.

Depuis la quatrième grossesse, il y a quatre ans, apparition au pli de l'aine gauche d'une petite tumeur dure, indolente à la pression et réductible dans la position horizontale. Pas de bandage. Accroissement progressif jusqu'au volume d'une pomme et bientôt réductibilité incomplète : tuméfaction douloureuse au moment des règles seulement.

Pas de douleurs pendant deux grossesses successives qui amènent pendant leur cours la réduction de la tumeur, celle-ci ayant reparu après chaque accouchement.

La malade vient à la clinique pour les suites d'un accident. Après son dernier accouchement, il y a dix-sept mois, elle se fit une contusion au niveau de sa hernie et il se produisit rapidement une tuméfaction douloureuse qui l'obligea à garder le lit pendant trois jours. Souffrant toujours un peu, et ne voulant pas, d'après l'avis de son médecin rester sous le coup de complications possibles, elle consent à une opération.

Actuellement les règles ont disparu depuis cinq mois. L'abdomen est refoulé en avant par le développement de l'utérus qui arrive à deux doigts au dessous de l'ombilic Dans la région inguinale gauche, tumeur de la grosseur d'une pomme se continuant par un pédicule dans l'abdomen. Pas d'altération de la peau ; un peu de douleur à la pression. Réduction partielle possible ; son mat à la percussion. Par le toucher vaginal on sent l'utérus un peu dévié à gauche et les mouvements imprimés à l'organe sont transmis à la tumeur. Diagnostic de hernie de l'ovaire.

A l'opération, on trouve dans le sac un peu d'épiploon, une partie de la trompe et l'ovaire sains. Les adhérences de la trompe rompues, le tout est réduit dans l'abdomen. Guérison le vingtième jour.

OBSERVATION X

Hernie inguinale de l'utérus et de deux ovaires chez une fillette de 7 mois.

(Defontaine. *Archives provinciales de Chirurgie* 1895).

G... Marguerite, 7 mois, porte depuis l'âge de 2 mois une tumeur de la grande lèvre gauche, qui, depuis cette époque, n'aurait pas subi un accroissement appréciable par rapport au volume de l'enfant. Les cris poussés par la petite malade sont incessants et, au dire de la mère, la tumeur qui ne varie pas de volume en est la cause. Cette tumeur piriforme à sa grosse extrémité placée dans la grande lèvre gauche, elle est du volume du pouce. Sa petite extrémité, dirigée du côté de l'orifice inguinal correspondant, a le volume du petit doigt. La tumeur est irréductible et fluctuante, mais, à travers la couche liquide, on peut sentir des masses bosselées, dont une notamment présente le volume d'un testicule d'enfant.

Opération. — Le 8 mars 1895, chloroformisation. L'incision met à nu la tumeur qui est isolée jusqu'à son pédicule qui s'engage dans le canal inguinal. Le sac est incisé, il s'en écoule du liquide et son ouverture fait voir l'appareil utéro-ovarien tout entier. Les annexes sont complètement herniées avec l'utérus qui est lui-même complètement hors du ventre. La palpation permet de reconnaître son col à travers la paroi péritonéo-vaginale du cul-de-sac postérieur.

La réduction des organes herniés est tentée sans élargissement de l'anneau inguinal, mais elle est impossible. Le petit doigt introduit de force dans l'anneau l'agrandit par divulsion. La réduction est faite alors sans difficulté en commençant par l'utérus lui-même, puis en rentrant successivement les annexes. La cure radicale est ensuite rapidement terminée.

La réunion se fait par première intention ; la guérison est complète et depuis l'opération, l'enfant a cessé de crier.

OBSERVATION XI (Résumée).

Hernie inguinale gauche de l'ovaire, de la trompe et de l'utérus,

(Legueu, *Bulletin de la Société Anatomique,* 1897.)

Il s'agit d'une jeune femme de 18 ans qui vient consulter pour une malformation vaginale que rien n'était venu révéler avant son mariage. Bien conformée extérieurement, elle portait cependant à la région inguinale gauche une hernie du volume d'une orange partiellement réductible. Cette hernie, dont l'origine remontait très loin et qui devait être congénitale contenait des masses irrégulières et en partie irréductibles que l'observateur prit pour de l'épiploon.

La vulve était normale et bien conformée : le doigt s'enfonçaitdans le vagin à une profondeur de 6 à 7 centimètres. A ce niveau le vagin se terminait en cul-de-sac : il n'y avait pas trace de col utérin. Cette jeune femme n'avait jamais été réglée, elle n'avait même jamais éprouvé depuis sa puberté de phénomènes congestifs, de malaises, indices d'une fonction ovarienne troublée, et l'exploration bi-manuelle de la cavité pelvienne ne démontrait rien qui ressemblât à un utérus en situation normale.

Voulant se rendre compte de l'état des organes génitaux internes, M. Legueu résolut d'opérer la hernie afin de les examiner par cette voie. Le sac de la hernie contenait tous les organes génitaux profonds : l'utérus, haut de 2 centimètres seulement, l'ovaire et la trompe droits, la trompe gauche atrophiée et les deux ligaments larges : seul l'ovaire du côté gauche semblait ne pas exister. L'opérateur réduisit tous ces organes dans l'abdomen et ferma le trajet inguinal.

OBSERVATION XII

Hernie inguinale de la trompe et de l'ovaire droits.

(Launay, *Bulletin de la Société Anatomique*, 1897.)

Sur un sujet féminin âgé de 2 mois, pris à l'amphithéâtre

d'anatomie, M. Launay a trouvé les annexes utérines droites en place anormale.

A l'examen par l'abdomen, l'utérus apparaît dévié, la corne droite portée en avant et à droite vers l'orifice abdominal du canal inguinal; les annexes sont engagées dans cet orifice. On voit d'abord, réunie à la corne utérine par un cordon représentant le ligament large replié, une masse rougeâtre, molle, un peu aplatie, sortant à moitié de l'orifice inguinal, c'est l'ovaire. A côté de lui, en dedans et en arrière se trouve le ligament rond enveloppé de son péritoine.

A gauche tout est normal et normalement placé. Le ligament rond s'enfonce dans l'orifice inguinal sans entraîner le péritoine, il n'y a pas de canal de Nück.

L'examen par l'extérieur montre dans la région inguinale droite une petite tumeur molle, se dirigeant vers la grande lèvre et passée d'abord inaperçue. Sous la peau excisée se trouve un sac péritonéal sortant par l'orifice extérieur du canal inguinal et accompagné en arrière et en dedans par le ligament rond qui éparpille rapidement ses fibres. Dans le sac se présente l'autre extrémité de l'ovaire et en dedans la trompe se recourbant flexueuse en avant de l'ovaire. Ce dernier est un peu plus gros qu'à gauche, rougeâtre et sans kystes. La trompe, normale, ne porte aucun kyste. L'ovaire et la trompe se réduisent facilement dans le ventre.

Du côté gauche, le canal inguinal contient un ligament rond normal sans cul-de-sac péritonéal.

OBSERVATION XIII

*Double hernie congénitale des trompes sans hernie
de l'ovaire.*

(Pierre Wiart, *Bulletin de la Société Anatomique*, juil. 1898.)

Sur un sujet féminin âgé de 2 mois 1/2 et trouvé à l'amphithéâtre de Clamart, nous avons constaté une disposition anormale très rare des trompes droite et gauche. Après ouverture de l'abdomen, l'utérus apparaît fortement dévié à droite, et la vessie légèrement rejetée à gauche. La corne utérine droite regarde en avant et à droite vers l'orifice abdominal du canal inguinal. L'ovaire placé à cheval sur le détroit supérieur, n'atteint pas cet orifice : au contraire le ligament rond, la trompe et le ligament tubo-ovarien s'engagent à son intérieur. Le ligament rond est en dedans presque entièrement entouré de péritoine ; il ne tient à l'anneau inguinal que par une sorte de méso.

La trompe et le ligament de l'ovaire sont libres de toute adhérence. L'ovaire et la trompe sont sains.

A gauche le péritoine s'enfonce également dans le canal inguinal et le ligament rond s'en entoure comme de l'autre côté ; de plus, l'orifice est obturé par une petite portion du pavillon qui s'y engage et y joue librement. L'ovaire et la trompe sont sains.

A l'extérieur rien d'apparent avant la dissection ; pas de tumeur d'un côté ou de l'autre.

Après avoir enlevé la peau, on constate, de chaque côté, l'existence d'un sac péritonéal du volume d'un gros grain de blé, sortant par l'orifice inguinal externe ; le sac du côté droit est un peu plus volumineux que celui du côté gauche. La partie postéro-interne de ce sac est épaissie et tapissée d'un tissu rougeâtre d'aspect musculaire, constitué par l'épanouissemet du ligament rond qui s'est à peu près dégagé du péritoine et s'est étalé sur cette portion du sac.

A gauche, le sac est vide, la portion herniée du pavillon de la trompe n'atteint pas l'orifice externe.

A droite, la trompe est allongée dans le sac et oblique en bas et en dedans et libre de toute adhérence, tournant en dehors, son bord supérieur ; tandis que le pavillon qui occupe le point le plus bas de la portion herniée regarde en dedans et en arrière. Enfin la trompe est restée unie à l'ovaire par le ligament tubo-ovarien très allongé.

Il n'y avait aucune autre malformation congénitale.

OBSERVATION XIV

Hernie inguinale gauche de la trompe et de l'ovaire.

(Mencière, *Revue des Maladies de l'Enfance*, juin 1897.)

Juliette B..., 11 ans, entre à Trousseau, salle Giraldès, le 16 mai 1896.

La mère est atteinte d'une hernie inguinale gauche comme sa fille. La grand'mère avait également une hernie du même côté,

La hernie est connue depuis l'âge de 3 ans. L'enfant a, depuis lors, porté un bandage, le jour seulement. A l'examen on constate une hernie inguinale gauche du volume d'un œuf de pigeon. L'anneau inguinal reçoit l'extrémité de l'index.

Lorsque la malade est debout, on sent à l'orifice du canal inguinal, une petite masse arrondie, pédiculée, indolore à la pression, remontant dans le canal par le décubitus dorsal. On se demande si ce ne serait pas là l'ovaire.

Le 22 mai, cure radicale. Hernie de la trompe En l'attirant, on voit apparaître l'ovaire. Ces organes sont absolument sains. On les réduit et l'anneau inguinal est fermé.

L'intervention avait eu lieu depuis six jours, quand une scarlatine légère se déclare. Deux jours après l'ablation des fils qui eut lieu le 30 mai. on découvrit sous la cicatrice une poche purulente. Ouverture de la cicatrice, pansement humide. Huit jours après, guérison.

OBSERVATION XV

Hernie inguinale double. Tuberculose herniaire.

(Mencière, *id.*)

Eugénie P..., 3 ans, entre salle Giraldès, le 14 février 1896.

Hernie inguinale double, plus volumineuse à gauche qu'à droite. A gauche, on trouve une tumeur grosse comme un œuf de pigeon. se prolongeant jusque dans la partie supérieure de la grande lèvre ; tumeur molle, mate, réductible et se reproduisant par la marche.

A droite, on ne sent qu'un petit cordon roulant sous le doigt et situé au dessous de l'anneau.

Cure radicale à gauche le 13 février 1896. Hernie de la trompe et de l'ovaire, tuberculose herniaire remontant au dessus du collet du sac ; le doigt sent le péritoine tomenteux. On voit au niveau de la partie postérieure du sac, la trompe repliée en anse et au dessus d'elle se trouve l'ovaire engagé dans l'anneau interne. Comme il y a des granulations tout autour de la trompe, les annexes sont enlevées avec le sac.

Pendant l'opération, l'enfant a eu une selle diarrhéïque abondante qui, refluant au dessus d'une compresse tamponnée entre les cuisses, a inondé la région inguinale. Il en est résulté un phlegmon diffus au niveau de l'aine et malgré des incisions multiples, l'enfant a succombé le 28 février.

A l'autopsie, on ne trouve pas de péritonite, mais des granulations péritonéales et pleurales.

OBSERVATION XVI

Hernie inguinale gauche des annexes.

(Mencière, *id.*)

Henriette F..., 7 ans, entre à l'hôpital Trousseau, salle Giraldès, le 16 septembre 1895.

Un frère, âgé de 3 ans, a eu deux hernies.

On constate une hernie inguinale gauche peu volumineuse dont on pratique la cure radicale le 17. Rien de particulier à signaler pendant l'opération, si ce n'est que l'on arrive jusqu'aux annexes de l'utérus (côté gauche).

Le 24, réunion par première intention; ablation des fils. Le 3 octobre, exeat.

OBSERVATION XVII

Hernie inguinale gauche de la trompe et de l'ovaire.

(Mencière, *id.*)

Louise L..., 2 ans, est atteinte de hernie inguinale gauche constatée depuis un mois. L'enfant n'a jamais porté de bandage.

Cure radicale le 27 août 1896. Au niveau du collet du sac, on trouve l'ovaire et une partie de la trompe.

Le 2 septembre, ablation des fils. Exeat le 20.

OBSERVATION XVIII

Tuberculose herniaire prise pour une hernie de l'ovaire.

(Mencière, *id.*)

Antoinette G,.., 13 ans, entre à Trousseau, salle Giraldès, le 10 novembre 1896. Le père, mort phtisique, avait une hernie inguinale gauche.

On s'est aperçu il y a seulement 15 jours que la jeune malade avait une grosseur au niveau de l'aine droite. On constate actuellement une hernie inguinale qui apparaît quand la petite malade tousse. La hernie est de la grosseur d'une noix. A la palpation, on sent en avant, au dessous des anses intestinales, un corps arrondi que l'on croit être l'ovaire.

Cure radicale le 12 novembre 1896. On trouve un sac tomenteux, fongueux, rempli de granulations tuberculeuses qui remontent dans l'abdomen. L'extrémité inférieure du sac est renflée et forme une masse grosse comme une noisette, qui est probablement celle que l'on avait prise pour l'ovaire.

L'enfant sort, guérie de sa hernie, le 12 décembre.

OBSERVATION XIX

Hernie inguinale gauche de l'ovaire et de la trompe chez une enfant de 3 mois.

(Charon. *Journal de Clinique et de Thérapeutique infantiles.* Paris, 1898.)

Thérèse Van de V..., âgée de 3 mois, demeurant à Bruxelles, nous est amenée par sa mère à notre consultation le 17 décembre 1897. La petite créature est maigre, chétive ; sa mère nous avoue que ne pouvant l'allaiter, elle la nourrit avec du lait de vache et des panades.

Depuis deux jours, cette enfant présente en haut de la grande lèvre du côté gauche une tumeur arrondie du volume d'une petite noix, et la mère est convaincue de n'avoir jamais rien constaté d'anormal dans cette région avant ces deux jours derniers; elle croit que sa fille est atteinte d'une hernie.

La dureté de la petite tumeur, sa situation en haut de la grande lèvre, sa forme arrondie, sa brusque apparition nous font penser à une hernie de l'ovaire.

L'enfant ayant été chloroformée, on constate la complète irréductibilité de cette tumeur par le taxis. Ayant sous la main les instruments nécessaires pour la cure radicale de la hernie, je me décide à inciser couche par couche la région qui est le siège de la tumeur ; la peau et le tissu cellulaire ayant été sectionnés, cinq fascia sont fendus successivement, quand l'ovaire vient faire saillie avec sa trompe ; nous étions dans l'intérieur du sac péritonéal. Après quelques tentatives de réduction, en tendant le sac qui avait une forme tubulaire un peu obliquement de haut en bas et de dedans en dehors, on parvient à faire rentrer dans l'abdomen l'ovaire et la trompe, puis le sac ayant été clivé, nous traversons son collet avec un fil de soie et nous terminons notre intervention en pratiquant la cure radicale de la hernie.

Nous ne plaçons pas de drain et les lèvres de l'incision cutanée sont réunies par cinq crins de Florence qui furent enlevés le 24 décembre, huit jours après l'opération. L'enfant fut pansée à la consultation avec de la gaze iodoformée maintenue à l'aide d'un double spica bien rembourré d'ouate au sublimé. Cette petite fille, actuellement guérie, ne dut pas être hospitalisée.

OBSERVATION XX

*Hernie de l'ovaire et de la trompe chez une femme
de 33 ans.*

(Duplay et Wiart. *Bulletin de la Société Anatomique,*
juin 1897.)

Céline X..., âgée de 33 ans, domestique, entre dans le
service du professeur Duplay, à l'Hôtel-Dieu pour une hernie
inguinale gauche. Elle n'a pas d'antécédents héréditaires,
mais dans son histoire pathologique personnelle nous notons
ce qui suit :

La malade a été réglée à 12 ans et l'a toujours été très
régulièrement depuis ; ses règles durent quatre jours et sont
peu abondantes et peu douloureuses. Elle est très nerveuse,
s'irrite et pleure facilement, et paraît avoir eu quelques crises.
En tout cas elle a des migraines fréquentes accompagnées de
vomissements dont le début remonte très loin (16 ans) et à la
suite desquelles ses cheveux ont blanchi. Ces migraines surviennent toujours deux jours avant ses règles, mais peuvent
cependant se produire en dehors de celles-ci. Bonne santé
générale, un léger souffle présystolique à la pointe.

La malade s'est aperçue pour la première fois, vers l'âge
de 7 ans, de la présence d'une petite tumeur dans l'aine
gauche. Elle n'a point gardé le souvenir qu'elle soit apparue
brusquement et ne la rattache à aucune cause. Cette tumeur
était du reste absolument indolore et grosse environ comme
une amande. Vers l'âge de 15 ans, à la suite d'un effort de

défécation, la hernie a paru s'enflammer une première fois (la malade ignore si cette inflammation a coïncidé avec le moment de ses règles). A ce moment, la tumeur devint très grosse et très douloureuse pendant quelques jours, puis tout rentra dans l'ordre.

Un médecin, consulté, prescrit un bandage que la malade a continuellement porté depuis. Jamais du reste le bandage n'a réduit la hernie, mais il gênait fort la malade qui éprouvait un véritable soulagement à l'enlever le soir en se couchant. Parfois même, la compression par le bandage ou même toute autre pression provoquait une douleur spéciale, une sensation d'étouffement.

De temps en temps la tumeur augmente, elle devient rouge, tendue, douloureuse, puis en une semaine tout disparaît. Ces phénomènes inflammatoires peuvent se produire en dehors des règles : ils ne sont accompagnés du reste d'aucuns troubles intestinaux.

A l'examen, on constate dans la région inguinale gauche une petite tumeur ovalaire dont le grand diamètre, long d'environ 5 centimètres, est parallèle au pli de l'aine. Elle est nettement située au dessus du ligament de Fallope. La peau est normale à son niveau.

Au palper on sent une tumeur dure, légèrement bosselée, analogue à un ganglion, avec un pédicule s'enfonçant nettement dans l'orifice du canal inguinal. La tumeur est mate et son volume n'est point augmenté par les efforts et la station debout.

Point de douleur à la palpation, sauf un point situé à la partie supéro-externe de la tumeur, où l'on ne réveille point pourtant la sensation spéciale dont on a parlé plus haut.

Opération le 26 mai. — Après l'incision de la peau, on tombe immédiatement sur le sac qui est couché sur la face superficielle de l'aponévrose du grand oblique et remonte obliquement en haut et en dehors depuis l'orifice inguinal externe, et dans la direction de l'épine iliaque antéro-supérieure.

Ce sac mince, une fois incisé, laisse échapper une certaine quantité de liquide, et l'on aperçoit, occupant seuls toute la cavité du sac, la trompe et l'ovaire.

La trompe est en bas et en arrière ; elle sort par l'orifice inguinale très étroit et vient enserrer l'ovaire dans une courbe à concavité supérieure. Au niveau de la partie inférieure et externe de cette courbe, la trompe est grosse et présente une nodosité saillante du volume d'une noisette. Elle adhère au sac tout le long de son bord inférieur depuis l'orifice inguinal jusqu'à son pavillon.

L'ovaire est plus petit que normalement et paraît atrophié; on y voit en avant, au niveau de sa partie médiane, un kyste, de la taille d'un gros pois, plein d'un liquide séreux qui se crève pendant les manœuvres de réduction. Pas de traces de corps jaunes. Aucune adhérence de l'ovaire.

L'orifice inguinal, étant très petit, on incise l'aponévrose du grand oblique jusqu'à l'orifice interne; on rompt les adhérences de la trompe au sac et on réduit la trompe et l'ovaire. Puis le sac est disséqué et excisé.

Suture des parois au catgut, de la peau au crin.

1er juin. — Enlèvement des fils, réunion complète.

13 juin. — Depuis l'opération, la malade a eu dans le bas-ventre des douleurs sourdes continuelles avec exacerbations siégeant surtout du côté gauche et exagérées par la palpa-

tion ; depuis deux jours elles semblent diminuer. Les règles n'ont pas reparu depuis l'opération.

17 juin. — La malade quitte l'hôpital complètement guérie.

OBSERVATION XXI

Hernie inguinale congénitale de la trompe gauche.

(Wiart, *Bulletin de la Société Anatomique*, 1899.)

Sur un sujet féminin de 6 mois, de l'amphithéâtre de Clamart, nous avons trouvé une hernie congénitale de la trompe gauche.

Après ouverture de l'abdomen, on peut voir l'utérus très fortement dévié à gauche, la corne de ce côté étant en contact avec la paroi pelvienne et regardant en avant et à gauche vers l'orifice abdominal du canal inguinal. L'ovaire, situé dans la fosse iliaque interne, atteint presque par son extrémité antérieure l'orifice inguinal. La trompe et le ligament rond s'engagent dans cet orifice et tous les deux sont attachés à sa partie inféro-externe par un court méso commun.

A droite la trompe et l'ovaire ont une situation normale.

A l'extérieur, rien de visible avant la dissection, pas trace de tumeur. Lorsque la peau est enlevée, on constate du côté gauche un sac péritonéal du volume d'un petit pois environ qui fait issue par l'orifice externe du canal inguinal. Ce sac contient la trompe qui y est ainsi disposée. Elle est un peu bosselée, flexueuse, enroulée de dehors en dedans, formant presque un O complet, si bien que le pavillon qui regarde en avant vient presque au contact du segment de trompe qui sort immédiatement de l'orifice. L'organe est attaché au sac, sauf au niveau du pavillon, par un méso très court qui s'attache à la partie postérieure de ce sac.

L'enfant était hydrocéphale : pas d'autre malformation viscérale.

BIBLIOGRAPHIE

Cruveilhier. — Anatomie pathologique.

Duplay et *Reclus*. — Traité de Chirurgie.

Denneux. — Mémoire sur les hernies de l'ovaire (1813).

Puech. — Des ovaires et de leurs anomalies (Paris, 1873).

— Nouvelles recherches sur les hernies de l'ovaire (Annales de Gynécologie. Nov. 1878, juin 1879).

Englisch. — OEsterreich med. Jahrbuch (Wien, 1871).

Wibaille. - De la hernie de l'ovaire (Th. de Paris, 1874).

Barnes. — Physiologie de l'ovaire hernié ; traduct. de Rivière (Ann. de Gynécologie, 1883).

Thomas. — De la hernie inguinale de l'ovaire (Th. de Paris, 1887).

Boudaille. — Hernie inguinale chez la femme (Th. de Paris, 1890).

Lejars. — Néoplasmes herniaires (Gazette des Hôpitaux, 1889).

Lejars. — Hernie de la trompe (Revue de chirurgie, 1893).

Felizet. — Des hernles inguinales de l'enfance (1894).

Manega. — De la hernie inguinale de l'ovaire (Riforma med. Naples, 1894).

Kousmine. - Hernie crurale de la trompe de Fallope (Revue de chirurgie. Avril 1895).

A. de Vaucher. — Hernies de la trompe et de l'ovaire (Thèse de Lyon, 1895).

De Nazaris. - Congrès gynécologique de Bordeaux (1895).

Defontaine. — Hernie de l'utérus et des deux ovaires (Archives provinciales de chirurgie, 1895).

Launay et *Wiart*. — Deux cas de hernie congénitale de la trompe et de l'ovaire (Bulletin de la Société anatomique, 1897).

Mencière. — Hernie de l'ovaire, particulièrement chez la petite fille (Revue mensuelle des maladies de l'enfance. Paris 1897).

Biermer. — Deux cas de hernie de l'ovaire (Centralblatt für Gynecologie. Berlin 1897).

Legueu. — Hernie inguinale gauche de l'utérus et des annexes (Bulletin de la Société Anatomique, 1897).

Duplay et *Wiart*. — Hernie de la trompe et de l'ovaire chez une femme de 33 ans (Bulletin de la Société Anatomique, 1897).

Charon. — Hernie inguinale de l'ovaire et de la trompe (Journal de clin. et de thérapeut. infantiles, 1898).

Moser. — Des hernies de l'ovaire (Th. de Berlin, 1898).

Wiart. — Un cas de hernie de la trompe (Bulletin de la Société Anatomique, 1899).

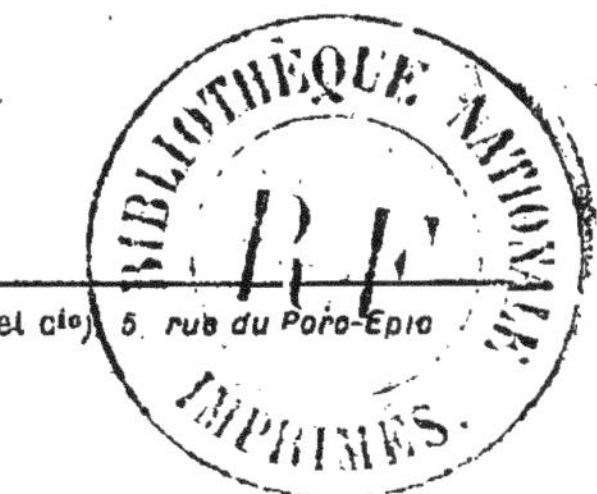

www.ingramcontent.com/pod-product-compliance
Ingram Content Group UK Ltd.
Pitfield, Milton Keynes, MK11 3LW, UK
UKHW020935120726
13693UKWH00003B/1334